SUR LA

KÉRATOGÉNÈSE PATHOLOGIQUE

A propos d'une discussion
à la *Société des Sciences vétérinaires de Lyon*,
sur la formation des cercles de la paroi

PAR

M. PADER,

Vétérinaire en 1er au 19e d'artillerie.

———

LYON

IMPRIMERIE L. BOURGEON

RUE DES MARRONNIERS, 7

—

1899.

Sur la Kératogénèse pathologique,

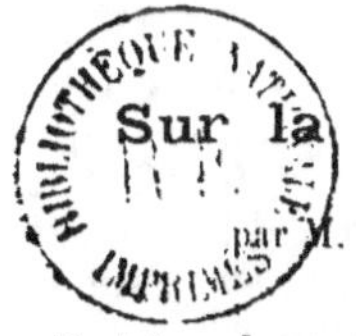

par M. PADER, vétérinaire en 1er au 19e d'artillerie.

J'ai lu, dans le compte-rendu de la séance du 28 mai de la *Société des Sciences vétérinaires de Lyon*, la réponse de M. Arloing aux idées émises par M. Biot à propos de la formation des *cercles du sabot du cheval*. Un passage de l'argumentation de M. Arloing m'a suggéré l'idée de prendre part à la discussion.

Voici ce passage :

« En d'autres termes, la paroi qui descend du bourrelet est obligée de s'infléchir sur le bord d'un coin de corne podophylleuse, ce coin qui, dans la fourbure, entraîne habituellement la déviation de la troisième phalange. Elle ne change de direction qu'à la rencontre de la corne podophylleuse. La malformation accidentelle ne tient donc pas à un changement de direction du bourrelet. Lorsque l'inflammation du podophylle est calmée, les tubes cornés de la paroi ne rencontrant plus d'obstacle prennent leur direction habituelle et la paroi tout entière récupère son épaisseur normale. »

Cette citation contient trois assertions qui, à mon avis, ne paraissent pas répondre à une juste interprétation des faits :

1° La paroi descendant du bourrelet s'infléchit contre le coin de corne podophylleuse ;

2° La malformation accidentelle ne tient pas à un changement de direction du bourrelet ;

3° Le coin, dans la fourbure, entraîne habituellement la déviation de la troisième phalange.

J'appuie ma manière de voir sur les considérations suivantes :

A. — *La paroi venant du bourrelet peut-elle s'infléchir sur la corne podophylleuse formant obstacle à sa descente ?*

Pour que cette inflexion puisse se produire, il faut absolument que le *coin* reste immobile pendant que la paroi descend, ou, tout au moins, qu'il descende moins vite que celle-ci.

Dans ces conditions, on comprendrait comment les tubes cornés émanant du bourrelet viennent se butter et se replier sur le bord de la corne podophylleuse, comme les vermicelles sortant de la filière s'ondulent et se replient dès qu'une résistance s'oppose à leur libre développement.

Mais les choses ne me paraissent pas se passer ainsi :

D'abord, le *coin* ne reste pas immobile ; il descend en même temps que la paroi et aussi vite qu'elle.....Ensuite, ne semble-t-il pas que les éléments cornés, du moment qu'ils ont subi l'action kératinisante, doivent former un tout trop rigide pour se prêter, déjà plus ou moins loin du bourrelet, à des flexuosités aussi serrées et aussi accentuées que celles que l'on constate dans certains cas de fourbure ?

A priori, il est difficile d'admettre que le faux quartier adhérant intimement à la face interne de la paroi puisse rester immobile pendant que celle-ci continue à descendre. L'expérimentation et l'observation viennent aussi à l'encontre de cette manière de voir.

A ce sujet, je me vois obligé de me reporter un peu en arrière, jusqu'à l'étude faite par notre distingué collègue, M. Laugeron ; car la physiologie du pied a eu le malheureux privilège de provoquer beaucoup plus de théories que d'expériences.

C'est dans le premier volume de la collection de la *Revue vétérinaire*, année 1876, pages 442-542, que se trouve la relation de ces expériences faites en vue de l'*Etude du remplacement du faux quartier du sabot des solipèdes*. M. Laugeron y démontre que la production des cellules cornées a lieu en même temps sur le bourrelet et sur le podophylle, que l'union s'établit dès le principe entre la corne du faux quartier et celle de la nouvelle paroi.

« L'union du faux quartier, dit cet expérimentateur, et de la nouvelle paroi est complète. Cette dernière semble en contact direct avec le podophylle, tout à fait au-dessous du bourrelet, mais, un peu plus bas, elle en est séparée par l'extrémité supérieure du faux quartier. Quand la coupe a été rafraîchie par le rasoir ou un bistouri bien tranchant, il est facile de voir cette disposition ; la séparation des deux cornes n'est indiquée que par la direction des tubes cornés venant du bourrelet.

..... Ainsi, dans aucun cas d'avulsion d'un lambeau de paroi, sans blessure du tissu podophylleux ni du bourrelet, nous n'avons vu le soulèvement du faux quartier par la pénétration de tubes cornés venant du bourrelet entre les feuillets de chair et la face interne de la corne podophylleuse. Nous n'avons point vu, non plus, l'usure du faux quartier par son bord supérieur. Plusieurs fois nous avons mesuré exactement la distance comprise entre le bord inférieur du faux quartier et le bord inférieur de la nouvelle paroi, et cette longueur n'a subi aucune variation toutes les fois que l'usure du sabot a été prévenue par l'application d'un fer. »

Ainsi, l'expérimentation démontre que, dans le cas du renouvellement d'un lambeau arraché de la boîte cornée,

*le faux quartier descend en même temps que la paroi nou-
velle venant du bourrelet.*

Je sacrifie à l'usage en disant que la paroi descend.

Ne serait-il pas plus exact de dire que le pied s'élève sur les
assises cornées continuellement formées par sa surface
évolutive ? Cette conception plus réelle d'un fait banal
aurait aussi l'avantage de mieux faire concevoir le peu
d'action que peut avoir sur sa matrice la corne une fois
élaborée.

La pousse du sabot étant ainsi comprise, la corne n'est
plus qu'une sorte de *caput mortuum* servant à protéger
les parties vives, mais ne pouvant pas plus faire « obstacle
à la descente » qu'influencer la nutrition ou l'évolution
des cellules du corps muqueux du bourrelet ou empêcher
l'élévation continue du pied dans sa *boîte* cornée.

Dans le cas de l'expérience de M. Laugeron, la formation de la nouvelle paroi amène, à mesure qu'elle descend,
la guérison à peu près complète et en laissant peu de
traces de la lésion.

Chacun sait qu'il n'en est pas de même dans la fourbure
chronique. La guérison ici ne suit pas toujours la production nouvelle émanant du bourrelet. Le faux quartier
semble persister par suite de son renouvellement continu
au fur et à mesure de son avalure. La cause de l'impul-
sion évolutive du podophylle persiste souvent jusqu'à la
mort de l'animal. Et chaque *cellule* nouvelle adhérant
par continuité de tissu à la face interne de la paroi, descend en même temps et de la même vitesse que celle-ci.
Le maréchal qui pare un pied fourbu, coupe en même
temps la paroi et la corne podophylleuse, indice d'une
égale avalure de ces productions.

Dans certains cas de fourbure chronique, on constate
un ralentissement dans la pousse des régions antérieures
du sabot, avec une déviation plus ou moins marquée de
celle-ci. C'est ce ralentissement de l'avalure et cette déviation qui ont été attribués à l'action du *coin* faisant
obstacle à la descente. La paroi ne pouvant plus librement
s'étendre vers le bas, comprimerait le bourrelet et ralen-
tirait sa sécrétion. De même, les tubes cornés s'infléchi-
raient en avant sur le bord du faux quartier.

Mais, à côté de ces cas de fourbure où l'avalure de la
paroi en pince se trouve ralentie, on en trouve d'autres
où, au contraire, l'avalure de cette région est notablement
accélérée (1).

____

(1) Le plus ou moins d'activité de l'évolution épidermique au bourrelet est
tout à fait indépendant des actions mécaniques se produisant au bord plan-
taire de la paroi ; il se trouve uniquement subordonné à l'influence neuro-
trophique dévolue à cette région. Cette situation physiologique peut être in-
fluencée en plus ou en moins par la fourbure et, peut-être aussi, par d'autres
affections.

Voici, par exemple, l'observation concernant un cheval de 7 ans, atteint depuis deux ans de fourbure chronique à ses pieds postérieurs. J'ai procédé à des mesures mensuelles de l'avalure de la paroi, en ses diverses régions, pendant six mois.

Au pied gauche, la région de la pince occupée par le faux quartier donna en ces six mois un total de 73 millimètres.

Au pied droit, où la fourbure s'était plutôt portée vers le quartier externe, la pince poussa de 54 millimètres, tandis que le quartier externe, vis-à-vis l'épaisseur la plus forte du faux quartier, donna une avalure de 63 millimètres.

Sachant, d'autre part, que la moyenne de l'avalure d'un pied normal, en six mois, est de 48 millim. 93 pour la pince et de 50 millim. 53 pour le quartier externe, on voit que, dans ce cas, la fourbure a eu pour effet d'augmenter sensiblement l'avalure de la paroi, vis-à-vis le coin, au lieu de la ralentir.

Je puis encore citer un autre cas de ce genre que je trouve consigné dans mes notes.

Il s'agit d'un mulet de 9 ans dont les pieds antérieurs étaient atteints de fourbure en pince.

La pousse de la paroi en cette région fut de 50 millimètres en six mois, pour le pied droit, et de 53 millimètres pour le pied gauche.

Ces chiffres dépassent aussi la moyenne de l'avalure chez ces animaux, qui est, pour la pince, et dans le même espace de temps, de 42 millim. 6.

Il est permis de se demander devant ces cas, ce qu'est devenu l'obstacle à la descente ! Et, cependant, la paroi s'est aussi déformée et la pince a été plus ou moins déviée en avant.

Puisqu'on ne peut pas raisonnablement invoquer l'inflexion des tubes cornés contre le bord d'un coin qui descend lui-même d'une vitesse égale, comment donc expliquer la déviation de cette paroi ?

C'est ce que nous allons essayer de faire au paragraphe suivant.

B. — *La malformation accidentelle ne tient-elle pas à un changement de direction du bourrelet ?*

Ne pouvant pas trouver à cette malformation une cause d'ordre mécanique, nous allons chercher avec H. Bouley et M. Biot si cette cause ne serait pas à l'origine même de la paroi.

Ce ne sera peut-être pas sans étonnement qu'on me verra prendre à témoin des faits que je vais avancer H. Bouley, lui-même, l'auteur de la théorie classique que je combats. Je ne puis cependant pas passer sous silence le paragraphe suivant, pris dans une de ses descriptions fidèles de l'observation des faits :

« Tout à fait au début, dit cet auteur, lorsque les conditions viennent d'être données irrémissiblement de ses al-
térations ultérieures, la paroi qui date d'avant la maladie
a encore sa direction normale, et cette direction elle la
conserve, ou à peu près, jusqu'à sa complète avalure. Mais
pour les fibres cornées nouvelles qui émergent du bourrelet,
depuis que l'appareil kératogène a été congestionné, il en
est tout autrement : celles-ci tendent à prendre une direction qui se rapproche de l'horizontale, et cette tendance
est manifestement accusée vers la 4º ou la 5e semaine après
le début de la fourbure, par l'écartement qui s'effectue entre l'ancien biseau et la région coronaire. »

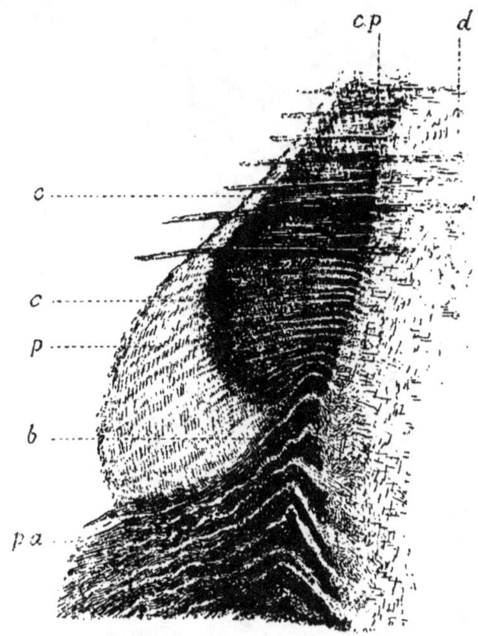

Fig. 1. — Coupe verticale du bourrelet périoplique et de l'origine du bourrelet principal d'un pied fourbu.
d. Derme. — cp. Corps papillaire de la peau. — e. Epiderme. — c. Corps
papillaire du bourrelet périoplique. — p. Périople. — b. Papilles flexueu-
ses du bourrelet principal. — pa. Paroi croisssant selon une direction
anormale.

Et oui ! voilà bien ce qui se passe lorsque le bourrelet a
été atteint dans son fonctionnement.

L'altération de l'appareil kératogène entraînant le re-
dressement et le ploiement sinueux de villosités du bourrelet, fait si méconnu par la plupart des auteurs, et par
Bouley lui-même quelques pages plus loin, donne cepen-

dant l'explication rationnelle, qu'on chercherait vaine-
ment ailleurs, des flexuosités des tubes cornés et des déformations consécutives de la paroi. Il est assez facile de
se rendre compte de ce fait par une simple coupe verticale
du bourrelet et de la corne d'un pied altéré par la fourbure.

Voici, par exemple, une de ces coupes, dont le dessin,
d'après nature, se trouve déjà dans mon *Précis de marécha-
lerie*.

Je place en regard la coupe du bourrelet et de l'origine
de la corne d'un pied sain, pour qu'on puisse mieux se
rendre compte de l'altération pathologique par comparai-
son.

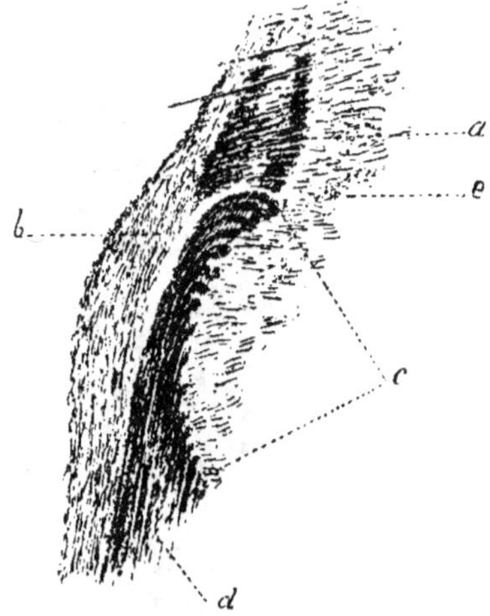

Fig. 2. — Coupe verticale du bourrelet périopl que et de l'origine du bourrelet principal d'un pied sain.

a. Couche papillaire du bourrelet périoplique. — *b*. Périople. — *c*. Partie
supérieure du bourrelet principal. — *d*. Paroi. — *e*. Couche réticulée du
derme.

On voit très bien (fig 1) les papilles du bourrelet se
redresser, puis se recourber plus ou moins brusquement
en formant des sinuosités. Les fibres cornées qui en émergent sont ondulées et se dirigent en avant.

Le renflement du corps papillaire qui constitue le *bourrelet périoplique* est hypertrophié. Les couches épidermiques
qui en émanent se tassent en s'accumulant sur le haut de
la paroi. La fausse direction de celle-ci empêche leur
étalement en surface.

Dans la coupe du pied sain on voit, au contraire, les
villosités du bourrelet se recourber uniformément pour
devenir rapidement rectilignes dans la direction de la

paroi. Le périople ne trouvant pas d'obstacle, s'étale librement à la surface de la corne.

Voici la coupe d'un autre pied fourbu, mais dont l'inflammation est de date relativement récente (fig. 3). Elle correspond assez exactement à la description de H. Bouley.

On voit que, sous l'influence de la fourbure, les papilles du bourrelet ont pris une direction presque horizontale. Les tubes cornés qui en émanent ont suivi la direction imposée par leur matrice et ont repoussé en avant l'ancienne paroi qui a conservé à peu près son inclinaison normale.

Comme on le voit, cette déformation ne peut pas être attribuée à un obstacle s'opposant à la descente régulière de la corne puisque, dans ce cas, le *coin* n'était pas encore formé. L'espace qui s'est formé entre la paroi et l'os est rempli par les feuillets podophylleux hypertrophiés et la fausse paroi qu'ils ont seulement commencé à sécréter.

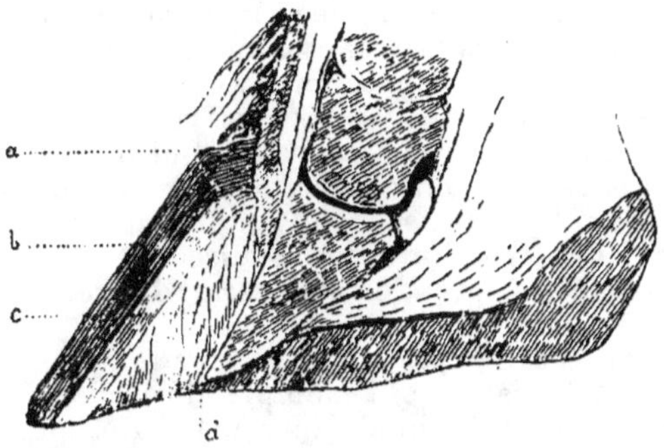

Fig. 3. — Coupe longitudinale d'un pied fourbu.
a. Corne nouvelle ayant une direction presque horizontale. — b. Paroi produite avant la fourbure. — c. Feuillets du podophylle hypertrophiés. - d. Croissant.

On remarquera que cette paroi est plus éloignée de la troisième phalange vers le bas que vers le haut. C'est le contraire qui aurait dû, semble-t-il, se produire, du moment qu'elle a été repoussée par le biseau. Mais ceci indique simplement que l'os du pied a déjà tourné autour de son axe articulaire, mouvement dont nous allons voir l'explication ci-après.

C. — *Le coin de corne podophylleuse entraine-t-il habituellement, dans la fourbure, la déviation de la troisième phalange ?*

C'est ainsi que les choses se passeraient d'après la théorie encore classique de H. Bouley, L. Lafosse et de la plupart des auteurs français. D'autre part, le professeur

Fogliata s'élève contre, et M. Montané vient aussi, par une expérience, appuyer la théorie du professeur italien.

Le *coin* de corne podophylleuse agissant entre la paroi et l'os du pied — celui-ci étant seul mobile, cèderait seul à la pression — constitue une théorie séduisante par sa simplicité. Mais en pathologie, comme en philosophie, les idées ne sont pas toujours justes parce que simples. Et cela paraît bien être le cas de la *théorie du coinçage* pour expliquer la déviation de la troisième phalange dans la fourbure chronique.

Quand on connaît l'intime union et le solide agencement des parties du pied renfermées dans la boîte cornée, on comprend l'énorme pression qui devrait être exercée sur l'os du pied pour le faire dévier jusqu'à ce que son bord inférieur vint refouler, faire bomber et percer la sole.

On peut, il est vrai, invoquer la lenteur et la continuité d'action, dont les effets sont si puissants. Mais il sera toujours impossible d'expliquer comment des parties vives, essentiellement vasculaires, et d'une texture aussi délicate que les feuillets podophylleux, ne soit pas écrasées sous cette pression. Et, non seulement cette trame délicate n'est pas écrasée, broyée, réduite en bouillie entre la corne et la surface osseuse, elle devient le siège d'une circulation aussi abondante que désordonnée qui entraîne l'hypertrophie des feuillets et lui fait produire les éléments de ce même *coin* dont le premier effet serait d'arrêter sa formation !

Comment aussi expliquer, dans cette théorie, le refoulement de l'os dans l'exemple déjà cité, représenté par la fig. 3, où le coin n'étant pas encore complètement formé, l'espace situé entre la paroi et l'os est en grande partie occupé par les feuillets hypertrophiés ?

Comment s'opèrerait ce même refoulement quand une vaste fourmilière a fait le vide entre la corne podophyllienne et la face interne de la paroi ?

J'ajouterai que l'étude histologique du faux quartier montre généralement sur ses coupes de nombreuses lacunes et une structure si peu condensée qu'elle éloigne immédiatement l'idée de sa formation sous un effet de pression.

D'un autre côté, la théorie de Fogliata ne satisfait pas complètement l'esprit et ne donne pas une explication complète des déformations du pied fourbu. L'action du fléchisseur profond, non plus contrebalancée par l'adhérence des feuillets de la paroi décollés par la congestion est évidente à première vue et indiscutable depuis l'expérience du professeur Montané. Mais elle n'agit pas seule.

La congestion de la membrane kératogène, dans la fourbure, ne se limite pas toujours exactement aux feuillets antérieurs du pied ; elle s'étend aussi au segment correspondant du tissu velouté. Les papilles du bord inférieur du pied s'hypertrophient et donnent lieu à une évolution épidermique troublée, dont la kératinisation reste incomplète.

De là, ce ramollissement en croissant de la région antérieure de la sole. De là, aussi, la possibilité à l'os du pied d'obéir à la traction de son muscle fléchisseur jusqu'à venir faire saillie sous la face inférieure du sabot.

Ce mouvement réel de la troisième phalange est encore accentué par un mouvement relatif produit par l'exhaussement des talons.

Si la pousse de la corne est quelquefois exagérée dans les régions antérieures du pied, généralement atteintes par la fourbure, comme nous en avons vu des exemples, elle est, il faut bien le dire, le plus souvent ralentie. On a alors un pied dont la pince pousse très peu et dans une direction anormale, tandis que les quartiers et les talons conservent toute la vitesse de leur croissance. D'autre part, l'appui du pied malade ne se faissant que par la pince, celle-ci seule est sujette à l'usure ou est seule raccourcie par le maréchal qui ne touche pas aux talons pour leur permettre de venir à l'appui.

On a ainsi un mouvement complet de bascule du pied, tout à fait indépendant de celui qui se produit dans son intérieur, mais qui se fait dans le même sens et en exagère encore la portée.

Telles sont, pour moi, les causes qui agissent dans la fourbure et qui suffisent pour expliquer les déformations du pied.

Quoique n'ayant pas ici l'intention de faire l'anatomie pathologique complète de cette affection, je tiens à dire un mot du *sabot chinois*, formation toute d'ordre mécanique, celle-ci, et qu'on pourrait opposer à mes conclusions.

On voit assez fréquemment, dans les pieds vieux fourbus, particulièrement chez les animaux qui ont continué à travailler malgré leur lésion, la pince du sabot se relever dans le bas d'une façon plus ou moins accentuée, à la manière d'un sabot chinois.

Ceci est bien une déformation produite par l'appui permanent et exagéré par le travail. On voit même, quelquefois, le bord inférieur de l'os du pied lui-même se relever et suivre la direction de la paroi dans son inflexion en avant.

Cette déformation toute spéciale ne dépend pas de la kératogénèse ; elle est due, je pense, à des pressions permanantes favorisées par des conditions particulières résultant des lésions de la fourbure et sur lesquelles il n'y a pas lieu *d'insister* en ce moment.

En résumé, l'inflexion de la paroi contre le coin de corne podophylleuse ne me paraît pas possible parce que la surface évolutive du bourrelet et du podophylle est continue et que l'avalure du coin et de la paroi est exactement la même.

Par conséquent, on ne peut chercher dans ce fait illusoire la raison des malformations de la paroi.

Le refoulement de l'os du pied en arrière, dans la fourbure, ne me paraît pas dû à l'action mécanique de la fausse paroi.